Dᵣ Elie PERCEPIED

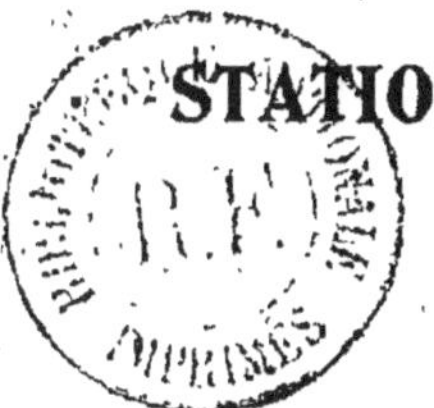

STATIONS THERMALES FRANÇAISES

LE MONT-DORE

Extrait du « BULLETIN MÉDICAL »

ISSOUDUN
IMPRIMERIE H. GAIGNAULT
15, Rue Victor-Hugo, 15

1911

Dʳ Elie PERCEPIED

STATIONS THERMALES FRANÇAISES

LE MONT-DORE

Extrait du « BULLETIN MÉDICAL »

ISSOUDUN
IMPRIMERIE H. GAIGNAULT
15, Rue Victor-Hugo, 15

1911

LE MONT-DORE

PAR

le Dr Elie PERCEPIED

Le Mont-Dore possède treize sources minérales, jaillissant très rapprochées les unes des autres. A part la source Sainte-Marguerite, froide, acidulée, gazeuse, et utilisée surtout comme eau de table, *toutes sont chaudes* et ont une composition chimique à peu près semblable. Leur débit quotidien, non compris la source Sainte-Marguerite, est de 950.000 litres environ.

Les plus importantes, les seules employées pour la boisson, sont : les sources *Madeleine*, *Bardon* ou des *Chanteurs, Ramond, César* et *Caroline*, dont les griffons sont presque juxtaposés. Les sources *Saint-Jean* et du *Panthéon*, qui servent exclusivement pour l'usage externe, ont une importance balnéaire sur laquelle nous reviendrons. Les considérations qui vont suivre visent les sources chaudes.

PROPRIÉTÉS PHYSIQUES

La température des eaux du Mont-Dore varie de 40° à 47°. A la source, elles sont d'une limpidité parfaite et présentent à la surface une pellicule irisée, constituée par de la silice et du fer. C'est encore à la silice qu'est dû le dépôt si adhérent incrusté aux parois des verres des buvettes.

Elles ont une saveur acidulée, astringente et styptique, qui n'est pas désagréable ; elles donnent une sensation de chaleur à l'épigastre ; elles sont inodores.

Mises en bouteilles avec soin, elles se conservent longtemps sans s'altérer.

COMPOSITION

Peu minéralisées, car elles ne contiennent guère plus de 2 gr. de matière minérale par litre, elles ont été classées pendant longtemps parmi les eaux indéterminées.

L'analyse y décèle de fortes proportions d'acide carbonique, de l'oxygène et de l'azote (1).

Les sels constitutifs les plus importants sont : le bicarbonate de soude (environ o gr. 55 par litre), le bicarbonate de chaux (o,37), l'arseniate de soude (o,oo1), le protoxyde de fer (o,oo3), l'acide silicique (o,17).

Conclusion : les eaux du Mont-Dore sont des *eaux chaudes, bicarbonatées faibles, arsenicales, ferrugineuses* et *siliceuses*.

MODES D'EMPLOI

Elles sont utilisées pour le traitement externe et pour le traitement interne, mais dans les résultats définitifs de la cure, nous croyons que celui-ci a le rôle prépondérant ; nous considérons donc la boisson de l'eau prise à la source comme le facteur thérapeutique le plus important. Les pratiques externes jouent, néanmoins, un rôle considérable ;

(1) Composition des gaz émis par les sources du Mont-Dore. Pour 100 volumes.

  Acide carbonique.. 99,5o
  Azote............. o,49
  Argon............ o,o1 (Analyse de Parmentier)

 (Comptes rendus de l'Acad. des Sciences, 30 avril 1900)
Pour 100 vol. Hélium (Moureu). ....:.... o,oo6
   Radioactivité (Curie et Laborde). o,33
  (4 jours après puisement et transport à Paris)

elles sont très variées et, à ce point de vue, l'aménagement du magnifique établissement dont la station est dotée depuis cinq ans ne laisse vraiment rien à désirer.

En dehors des gargarismes, des bains tempérés, des douches liquides et des douches de vapeur, des douches nasales et des bains de pieds, très bien installés, le traitement externe du Mont-Dore a deux caractéristiques : les *bains hyperthermaux* et l'*aspiration* ou *inhalation*.

Pour ce qui est des bains hyperthermaux, sur les griffons des sources Saint-Jean et du Panthéon ont été établies des cuves dans lesquelles les malades prennent des bains d'eau naissante à une température de 40° à 46°, et pendant un temps variant de huit à quinze minutes. Ce mode de traitement, spécial au Mont-Dore, qui lui doit une partie de sa réputation, a une action puissante, mais son activité même impose de la sobriété et du jugement dans l'application.

L'aspiration ou inhalation des vapeurs, dans lesquelles M. Lefort a retrouvé la plupart des sels constitutifs de l'eau, se fait dans trente salles dont la température varie de 28° à 32° et où l'on séjourne de vingt minutes à une heure (1). A côté des salles

(1) L'atmosphère des salles d'aspiration contient aussi les gaz thermaux, notamment de l'acide carbonique.

communes se trouvent des salles d'isolement et des aménagements pour une seule personne, comprenant un vestiaire, une salle de bains et une salle d'aspiration avec pulvérisation.

La *pulvérisation* se fait dans les salles d'aspiration ou dans des salles spéciales.

Disons, en passant, que partout on a mis des revêtements imperméables, que le balayage à sec est proscrit, et.que chaque jour les parois des salles et le pavé sont lavés à grande eau.

ACTION PHYSIOLOGIQUE

Prise en boisson, même à dose modérée, l'eau du Mont-Dore a une action rapide sur les échanges nutritifs ; diminuant la déperdition en produits azotés et en produits d'oxydation imparfaite, comme l'acide urique, elle paraît faciliter la fixation des éléments nutritifs et peut être considérée comme une eau reconstituante.

Elle a sur les voies respiratoires une action élective qu'on peut comparer à celle des balsamiques. Après une légère poussée, au début, elle amène la *sédation,* suivie de la diminution de la toux, des phénomènes réflexes et des mucosités ; elle régularise la circulation pulmonaire, d'où une *décongestion* consécutive.

Tonique des voies respiratoires, elle amoindrit la tendance aux rhumes de l'hiver.

D'une digestion parfois un peu lourde, elle stimule ordinairement l'appétit et accroît la sécrétion d'acide chlorhydrique. Astringente, elle provoque assez souvent la constipation.

Elle est peu diurétique, bien qu'elle amène fréquemment l'expulsion de sables urinaires. Elle a, par contre, une action sensible sur la circulation périphérique et augmente la diaphorèse.

CONTRE-INDICATIONS

Les eaux du Mont-Dore sont formellement contre-indiquées chez les sujets atteints d'*affections organiques du cœur* (à moins qu'elles ne soient très bien compensées) ; d'affections des gros vaisseaux ; d'artério-sclérose avancée ; de tuberculose avec fièvre de résorption ou d'infection putride ; de diarrhée tuberculeuse ; de laryngite tuberculeuse lorsqu'il y a en même temps forte infiltration des arythénoïdes et dysphagie.

Il en est de même des maladies du foie et des affections graves du système nerveux.

Les dyspnées des artério-scléreux, résultant d'une mauvaise irrigation pulmonaire et de toxhémie par fonctionnement défectueux des reins, sont peu modifiées par la cure thermale. Le seul service que le malade pourra retirer de l'usage des eaux sera de mieux résister aux rhumes de l'hiver, s'il est sujet à ces accidents qui peuvent compliquer sérieusement ses malaises. En général, les hyperchlorhydriques, les hypersthéniques de l'estomac, supporportent mal les eaux.

INDICATIONS

L'eau du Mont-Dore est spécialement indiquée dans les affections des *voies respiratoires chez les arthritiques*, chez les malades à *tendances congestives* et *névropathiques*, chez les *herpétiques*, surtout lorsque les manifestations respiratoires alternent avec des manifestations cutanées ou sont consécutives à leur disparition.

Telles sont les indications générales, tirées de l'état constitutionnel. Nous allons maintenant passer en revue les différentes affections locales justiciables de la cure du Mont-Dore, parmi lesquelles l'*asthme* et la *bronchite emphysémateuse* tiennent assurément la première place.

Nous pouvons dire que presque toutes les formes d'asthme sont tributaires de nos eaux. Mais les meilleurs succès s'observent dans la rhino-bronchite-spasmodique, chez les personnes offrant une sensibilité excessive de la muqueuse des voies respiratoires qui réagit sous la moindre influence.

L'asthme purement nerveux, dont les accès périodiques semblent sous la dépendance de l'hystérie, ne nous a jamais paru subir de modifications importantes sous l'influence des eaux.

On obtient les résultats les plus remarquables dans l'*asthme infantile*, si souvent lié à l'adénopathie bronchique.

On peut affirmer, du reste, que dans les maladies des voies respiratoires *chez les enfants*, les eaux du Mont-Dore constituent une des plus grandes ressources de la thérapeutique. Les petits malades se trouvent admirablement du traitement, à la suite duquel on constate presque toujours une véritable rénovation physique. Il leur rend encore les plus grands services dans les affections naso-pharyngées, en facilitant la régression du tissu adénoïde hypertrophié.

Citons ensuite les affections du *nez* (avec mention spéciale pour les fluxions vaso-motrices à répétitions), le rhume des foins, les *pharyngites*, les *laryngites*, laryngites professionnelles ou même tuberculeuses (quand ces dernières n'offrent pas les contre-indications signalées plus haut), enfin les *bronchites chroniques*, simples, catarrhales, emphysémateuses ou tuberculeuses.

Les bronchites tuberculeuses méritent une mention spéciale. Il ne faut, bien entendu, envoyer que les tuberculeux résistants et apyrétiques ; mais, distinction très importante, on peut adresser à cette station les tuberculeux facilement éréthiques, les arthritiques à poussées congestives faciles, les hémoptoïques. Conséquemment, loin de déconseiller le Mont-Dore à un malade « parce qu'il crache du sang » ; il faut l'y envoyer « parce qu'il crache du sang », ce qui ne signifie pas qu'il faille lui ordonner la cure pendant les périodes des poussées.

A titre préventif, la cure s'adressera aux héréditaires sujets à s'enrhumer.

Les restes d'induration pulmonaire et surtout les *pleurésies chroniques* avec ou sans épanchement, trouveront ici une de leurs meilleures indications, ainsi que les différentes *manifestations rhumatismales*. Le rhumatisme viscéral a, dans l'emploi des bains hyperthermaux, un remède souvent héroïque.

Enfin, comme presque toutes les eaux d'Auvergne, l'eau du Mont-Dore diminue le sucre urinaire. On dirigera sur cette station surtout les diabétiques azoturiques et les bronchitiques qui deviennent très facilement la proie de la tuberculose.

RESSOURCES HYGIÉNIQUES

Par ses eaux et son altitude, le Mont-Dore offre le double avantage de la cure thermale et de la cure d'air. Depuis l'établissement du funiculaire, qui transporte en quelques minutes les baigneurs à 1,300 mètres, les magnifiques bois du Capucin ont été spécialement aménagés en vue de cette cure d'air.

Dʳ Elie PERCEPIED.

NOTICE

~~~~~~

Le Mont-Dore, commune du Puy - de - Dôme, 1,400 habitants.

A 438 kilomètres de Paris sur la ligne d'Orléans. Gare du Mont-Dore (sans transbordement de Paris).

Prix de Paris au Mont-Dore : 5o fr. ; 34 fr. ; 22 fr.

Durée moyenne du trajet : 9 h. environ ; trois express par jour. Wagons-lits.

Trois courriers par jour pour Paris ; télégraphe ; téléphone avec Paris et les principales villes.

Altitude : 1,o5o mètres.

Orientation principale : du sud-ouest au nord-est.

Climat de montagne, vents dominants : sud-sud-ouest, ouest, est.

Constitution géologique du sol : terrain volcanique. Les eaux émergent dans le lieu qu'occupait le foyer central des volcans de ce massif ; le terrain primitif se rencontre à une altitude de 9oo à 1,000 mètres ; sur cette première couche, sous d'énormes
~~~~~~

amas de cinérite, de trachyte et d'andésite, alternant avec des tufs ponceux et des conglomérats trachytiques, formant les plateaux, affleurant à mi-hauteur ou dans des dépressions secondaires, apparaît aussi le basalte de nature feldspathique.

Aspect général du pays : pays montagneux, flancs des montagnes boisés, hauts plateaux dénudés, vallées profondes et étroites. Centre de la région des Lacs d'Auvergne.

Distractions de la station : casino-théâtre ; promenades et excursions nombreuses et pittoresques. Parc du Capucin. Tir aux pigeons. Jeu de Golf.

Prix des hôtels : 1re cl., 12 à 20 fr. ; 2e cl., 7 à 10 fr.

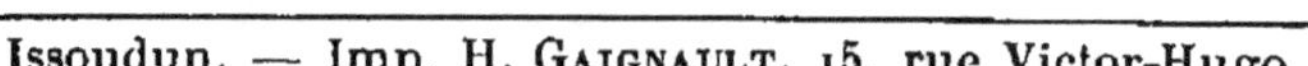

Issoudun. — Imp. H. GAIGNAULT, 15, rue Victor-Hugo.